DISCOURS

SUR LA

MORTALITÉ DES NOURRISSONS

EN FRANCE

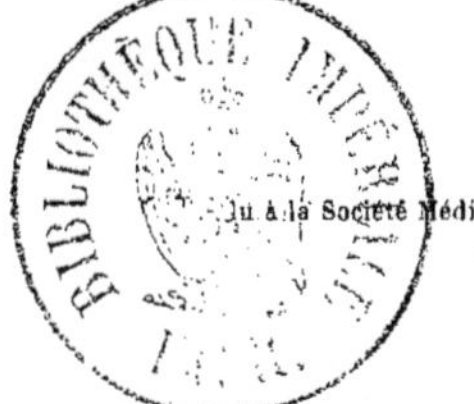

Lu à la Société Médico-Chirurgicale des hôpitaux et hospice de Bordeaux
dans la séance du 8 février 1867.

PAR M. MOUSSOUS

MÉDECIN HONORAIRE DES HÔPITAUX DE BORDEAUX, MÉDECIN EN CHEF DE LA MAISON
DE SANTÉ PROTESTANTE.

Extrait des *Mémoires et Bulletins de la Société*
1866-1867

BORDEAUX

IMPRIMERIE G. GOUNOUILHOU
11, RUE GUIRAUDE, 11

1867

DISCOURS

SUR

LA MORTALITÉ DES NOURRISSONS

EN FRANCE.

Messieurs, je fais la guerre aux idées et non aux personnes. Si dans ce que je vais lire, un mot pouvait blesser quelqu'un, c'est que ma plume aurait trahi ma pensée, et ce mot, sans hésiter, je le retire d'avance. Quant à la forme dont je me suis servi, elle est bonne ou mauvaise; mais c'est la mienne. Dans l'arme qui porte les coups, ce qu'il faut rechercher, c'est la qualité de la lame; quant aux ciselures qui en décorent la poignée, elles sont de peu d'importance.

Ceci convenu, je commence.

Bien que j'aie l'intime conviction que le débat auquel nous nous livrons en ce moment est fatalement frappé d'impuissance, qu'il ne peut être que l'écho affaibli de celui qui occupe l'Académie impériale de Médecine de Paris depuis bientôt trois mois, et qui probablement n'aboutira pas non plus, je crois qu'il est de l'intérêt de la Société médico-chirurgicale que les conclusions qui résument le Rapport de la Commission soient discutées, et c'est ce que je viens faire.

Il me paraît impossible d'accepter ces conclusions telles qu'elles nous sont présentées; je crois nécessaire de les châtier, et dans leur forme et dans leur fonds, à moins que vous ne préfériez les rejeter complètement pour en formuler de nouvelles, ce qui serait peut-être le parti le plus sage.

Ces conclusions sont nombreuses; j'en ai compté dix. C'est beaucoup, car elles ne jettent pas une bien vive lumière sur les questions qu'elles ont la prétention d'éclairer; elles ne proposent rien de radicalement nouveau, et ne seront d'aucune utilité pour l'Administration qu'elles voudraient renseigner.

La forme en est cassante, autocratique; ce ne sont pas des avis qu'elles donnent, mais des lois qu'elles promulguent; on les dirait émanées d'un pouvoir absolu qui n'a qu'à parler pour se faire obéir. Je les suppose connues de tout le monde, et vais en citer comme exemple des fragments que votre souvenir complètera :

1° Réserver l'intervention administrative pour le service des enfants assistés;

2° Diminuer d'urgence...;

3° Supprimer de la manière la plus radicale...;

4° Interdire absolument...;

5° Créer une inspection médicale...;

6° Émettre le double vœu qu'une nouvelle enquête, confiée à des Commissions dans lesquelles l'élément médical serait largement représenté, soit immédiatement prescrite sur toute l'étendue de l'Empire, etc.

Voilà la forme. Je dis qu'elle n'est pas heureuse; qu'on aurait pu trouver mieux, et que l'Administration, à laquelle en résumé vous vous adressez, ne sera que médiocrement flattée de la manière dont vous lui faites parvenir vos désirs. Que sommes-nous donc, Messieurs, pour nous permettre un pareil langage? Ce que nous sommes, presque rien; pas même une Société d'utilité publique. Des individualités plus ou moins intelligentes, douées du désir de faire progresser une science que nous honorons et que nous aimons, capables d'édifier quelques bons travaux si nous voulons rester dans la voie que nous nous étions tracée; mais, pour le moment, hors de notre vraie route, et nous précipitant, avec une légèreté impardonnable, dans des aventures que le succès ne couronnera pas, je le crains bien. Ceci dit de la forme, j'arrive au fonds.

De quoi s'agit-il? D'un fait aussi incontestable que douloureux : de la mortalité des enfants à la mamelle. Connue de tous les économistes, des faiseurs de statistiques, des moralistes, signalée par les médecins humanitaires, cette mortalité est considérable; tellement considérable, qu'on l'accuse d'être la cause du temps d'arrêt que l'on constate depuis quelques années dans l'accroissement progressif de la population du pays. Elle frappe dans des proportions différentes, il est vrai, mais toujours énorme, les deux sortes de nourrissons : ceux que l'on peut appeler les *nourrissons libres*, et ceux que l'on désigne par le nom de *nourrissons assistés*. Quel que soit le chiffre de cette mortalité, qu'il soit de 33 0/0, comme le dit M. Husson, ou de 35, comme le veut M. Broca; qu'il s'élève encore plus haut, qu'il atteigne des proportions fabuleuses, ainsi que l'indique la statistique *anonyme* du pays Blayais (ce cimetière promis des Champis Girondins), là n'est pas la question : la mortalité étant acceptée de tous, il importe peu de la chiffrer.

Ce grand fait établi, votre Commission a dû en rechercher les causes, et, ces causes trouvées, elle vous a fait connaître quels étaient, dans sa pensée, les moyens de les combattre, de les atténuer, de les faire disparaître. La thérapeutique qu'elle leur oppose, elle l'a toute groupée dans les conclusions qui terminent son travail.

Je ne me sens pas le courage de recommencer la discussion générale du Rapport; d'ailleurs, vous ne le permettriez pas (votre temps est trop précieux). Ce que je peux faire, ce que je dois faire, c'est chercher à vous démontrer que la Commission a mal vu les choses; que, retournant la lorgnette et regardant par le gros bout, elle les a amoindries. Au lieu d'élever le débat, elle l'a rabaissé, et d'une question éminemment sociale, à laquelle il était peut-être imprudent de toucher, elle a fait une petite question d'hygiène, où le biberon, le lait froid l'hiver, le lait gâté l'été, la layette, la courtière, le panier de la marchande de gâteaux...., ont un rôle considérable. L'enfant peut bien quelquefois mourir par toutes ces choses-là, mais ce n'est qu'accidentellement. Quand sa mortalité atteint les proportions où elle est arrivée aujourd'hui, soyez certains qu'elle obéit à des causes plus générales. Il est alors la victime des mœurs, des préjugés, des vices, et de la misère sociale des temps au milieu desquels il arrive.

Je ne puis exposer longuement ici la théorie que j'affirme; j'insisterai seulement sur une des causes de mortalité de l'enfant que je crois capitale, et qui n'a point échappé à M. de

Castelnau, dont je partage complètement les idées dans la circonstance actuelle. Je veux parler de la tendance funeste qu'ont les mères de notre époque à ne point nourrir leurs enfants, et qui les pousse à les jeter aux bras des nourrices mercenaires, les privant ainsi de l'allaitement le plus naturel, l'allaitement par la mère. N'est-il pas inouï que sur 55,000 enfants qui naissent chaque année à Paris, 18,000 (c'est le chiffre de M. Husson), 30,000 (c'est celui de M. de Castelnau), soient privés du sein de leur mère? Ce chiffre de 30,000 pour Paris est monstrueux, mais ce n'est que le commencement de la boule de neige. Il part, ce convoi de première classe des nourrissons de Lutèce; il vient s'abattre sur la campagne environnante, à la manière d'une nuée de sauterelles, pour tout y dévorer. Aux dépens de qui vont-ils vivre, ces voyageurs du premier compartiment? Aux dépens de 30,000 petits nourrissons villageois qu'ils déplacent et rejettent dans un compartiment plus modeste, celui de la nourrice inférieure, d'où ceux-ci chasseront à leur tour 30,000 autres petits malheureux qu'on se hâtera d'entasser dans le plus infime des compartiments, celui du biberon, de la fécule, de l'alimentation prématurée, de l'indigestion, de l'entérite, compartiment de M. Jules Guérin, où l'on meurt de faim, parce que l'on mange trop.

Mais ce n'est pas tout. Paris a des imitateurs; s'il envoie chaque année 30,000 nourrissons en province, Lyon en confiera bien 8,000 à la nourrice mercenaire; Bordeaux, Marseille, 6,000 au moins. Si bien qu'en fin de compte, pour les grandes villes, l'allaitement par la mère devient l'exception, et que le nourrissage par l'étrangère est aujourd'hui la règle.

De toutes les causes qui peuvent détruire l'enfant à la mamelle, celle-ci est certainement la principale, la plus puissante. L'enfant, que sa mère ne peut pas ou ne veut pas nourrir, est un enfant qui a perdu la *première manche* dans le jeu de la vie. Ce n'est pas sans risquer beaucoup que l'on sépare ainsi deux organismes faits pour se compléter l'un par l'autre. Si la mère est une sauvegarde pour l'enfant qu'elle nourrit, l'enfant, en restant suspendu à son sein, lui rend largement ce qu'elle lui donne : c'est un paratonnerre qui la préserve de bien des orages. — Personne ne met plus en doute aujourd'hui que la femme qui allaite ne soit dans de meilleures conditions, au point de vue de la conservation personnelle au temps de la puerpéralité, que celle qui, par impossibilité ou indifférence, ne remplit pas cette noble fonction.

Une autre cause de mortalité, que je ne vois pas signalée dans les conclusions de votre Commission, c'est le mariage tel qu'il se pratique dans nos mœurs actuelles. On nous a bien dit quelques mots des unions entre consanguins et de leurs résultats, mais ce n'est là qu'un acte dans le drame. Il y a mieux que cela : il y a ce que j'appelle la *conjonction des diathèses,* que la loi lie, et que le prêtre consacre sans hésiter. Les espèces animales que la civilisation a soumises et qu'elle utilise, sont mieux partagées que nous. Lorsqu'on veut les reproduire, on ne leur permet pas les accouplements morbides auxquels nous nous livrons en toute liberté. Pour elles, le géniteur doit avoir des qualités que les gouvernements ou les intéressés recherchent à prix d'argent : tout ce qui est taré est de rebut, et la race ne se perpétue et ne se maintient toujours améliorée que par le pur sang ou les croisements intelligents.

Que le mariage humain est loin d'atteindre de pareilles perfections ! Quel est le frein qui le modère dans ses déviations? La tuberculose épouse le cancéreux, la scrofule s'unit à la syphilis, et l'herpétisme en plein soleil conduit à l'autel l'arthritis, qui trébuche en marchant. La conformité des positions sociales, le chiffre de la dot, voilà les bases discutables et discutées du mariage moderne; mais les souillures des organismes contractants, qui donc en tient compte? Elles sont de sous-ordre, et les préoccupations qu'elles donnent aux ascendants ne sont presque jamais suffisantes pour renverser les combinaisons qu'ils ont rêvées comme devant assurer le bonheur futur de leurs fils. Le mariage a lieu. L'enfant naît, portant en puissance les deux diathèses dont il émane, objet de curiosité pour le pathologiste, qui étudie sur lui les effets régressifs que peuvent amener les amalgames morbides. La nourrice le prend, mais ne le rend pas. Peut-elle faire vivre ce qui n'est pas viable? Arrive alors la statistique qui inscrit au bilan de l'industrie des nourrices la non-évolution d'une graine, qui, frappée de dégénérescence originelle, n'était pas faite pour germer.

Il est impossible de ne pas admettre que de toutes les causes de mortalité qui sévissent sur les nourrissons libres, l'allaitement par la mercenaire et le mariage diathésique ne soient les plus meurtrières. Elles ne sont pas les seules; mais, par la sûreté de leurs coups et leurs effets destructifs, elles les surpassent et les dominent toutes.

Je suis fâché de ne pas trouver dans les conclusions du Rapport le remède qu'on pourrait leur opposer; j'en suis fâché, mais je n'en suis pas surpris. En pouvait-il être autrement? En laissant volontairement dans l'ombre le côté social de la question, pour ne faire que la critique, parfois méritée, des actes administratifs qui régissent l'industrie des nourrices ou réglementent la distribution des secours de toute nature accordés aux enfants assistés, la Commission s'était elle-même forcément condamnée à l'impuissance; son rôle ne consistait plus qu'à proposer, pour remplacer une réglementation qu'elle trouvait mauvaise, une autre réglementation qu'elle croit meilleure, et c'est ce qu'elle a malheureusement trop bien fait, comme je le démontrerai bientôt.

Un règlement, quelque bien fait qu'il soit; des lois mêmes très étudiées, très élaborées, n'arrivent pas à redresser les mœurs déviées ou à saper les préjugés sociaux. Cette croisade-là n'est pas l'œuvre des collections professionnelles, des assemblées législatives, pas plus que celle de la bureaucratie : elle n'est de personne, elle appartient à tout le monde. C'est par la prédication, par le livre, par la satire, par le ridicule, par le théâtre, par la conférence même, si vous le voulez; par tous les moyens enfin qu'a l'homme d'exprimer librement sa pensée, qu'elle s'accomplit; et j'estime qu'un exemplaire de l'*Emile*, placé dans la corbeille de mariage, à côté de l'*Imitation classique*, s'il peut y rester, est plus fait pour donner de la gorge à nos futures mères amazones que tous les règlements du monde. Et quand toutes ces machines intelligentes ont joué, arrivent alors le législateur, l'administrateur, qui donnent la dernière secousse, qui complètent la ruine, et recueillent la gloire d'une action à laquelle ils ont si peu contribué. Vous n'avez donc pas eu raison d'écrire, ainsi que vous le faites dans votre première conclusion, que « l'influence du médecin dans la famille est le seul et unique moyen de détruire ou du moins d'atténuer ces choses-là. » Permettez-moi de vous dire que je ne suis pas aussi persuadé que vous de l'importance que vous donnez au médecin ; il a sa voix au chapitre, mais il a aussi ses défaillances, et je ne sais pas si en y regardant de bien près on ne pourrait point lui reprocher d'avoir, par ses concessions faciles, contribué beaucoup à laisser grandir le mal que nous déplorons. Qu'il descende en lui-même ; qu'il se demande si toutes les mères qu'il a autorisées à ne pas nourrir étaient bien sérieusement dans l'impossibilité de le faire ; qu'il recherche scrupuleusement les raisons qui l'ont déterminé à laisser prendre de telles résolutions. Peut-être trouvera-t-il qu'une complaisance coupable, que le désir d'être agréable, de ne pas perdre une position péniblement acquise, lui ont fait quelquefois trouver pauvre — un lait, — où le microscope démontrait cependant une suffisante quantité de globules. Dans la question du mariage diathésique, il est encore plus mal à l'aise. N'est-il pas lié par le secret médical ? Peut-il, sans le trahir, dénoncer aux contractants les misères morbides qu'ils sont en train de rapprocher, et qui deviendront la mort de leur race ? Si le désir d'empêcher le mal fait fléchir sa conscience, peut-être paiera-t-il de sa vie, comme l'infortuné Delpech, ce moment de faiblesse. Voilà ce que j'avais à dire sur les causes de la mortalité des nourrissons libres, et sur les moyens d'y remédier.

Si la Société n'est pas fatiguée de m'entendre ; si elle veut bien m'écouter encore quelques instants, j'examinerai la partie des conclusions qui est relative aux enfants assistés.

L'enfant assisté, ou, d'une manière plus générale, l'enfant trouvé, est, ainsi que la prostitution, avec laquelle il a plusieurs points de contact, une de ces verrues sociales qui font encore la honte des sociétés modernes. On les dirait de la nature de ces *noli me tangere,* auxquels on ne peut toucher sans les aggraver ; c'est du moins, en ce qui concerne l'enfant trouvé, l'opinion de la Commission, qui n'approuve point l'enquête de 1862, et qui blâme les dernières mesures administratives qui suivirent la fermeture des tours.

L'enfant trouvé est loin d'être une création récente ; et quoi qu'on le dépeigne toujours mourant, il est aussi vieux que le monde. L'antiquité en offre deux exemplaires célèbres : Œdipe et Moïse. Si l'un fut assez malheureux pour tuer Laïus et pour devenir le père des enfants de sa mère, l'autre, mieux partagé, a toujours passé pour un législateur heureux et vénéré. Si j'insiste sur ces deux personnalités, c'est qu'elles sont à peu près les seules illustrations d'une corporation dont les autres membres n'ont pas précisément indemnisé, par les services rendus, la société des sacrifices qu'elle s'est imposée pour eux.

On peut dire de l'enfant trouvé, qu'il est le thermomètre dont le degré indique assez fidèlement l'état des mœurs d'un pays et d'une époque. Si le degré s'élève, les mœurs sont mauvaises; s'il s'abaisse, elles s'améliorent. Au temps où vivait Vincent de Paul, les mœurs étaient détestables, la corruption extrême. Aussi, le thermomètre marquait des degrés qui se rapprochaient beaucoup des températures tropicales. L'enfant trouvé pullulait; il était partout. On le rencontrait aux bords des chemins, aux coins des rues, aux porches des églises. Son vagissement lamentable racontait aux passants les vices des pères, l'insensibilité des mères et l'indifférence criminelle de la société, qui le laissait périr de misère et de faim. Le cœur de Vincent de Paul fut touché. Il était Gascon, né sur ce sol fécond où poussent toutes les audaces, où germent d'un seul jet les élans généreux. Aidé d'une femme pieuse, sa complice en charité, Mlle Legras, son bâton pastoral à la main, n'ayant pour toute ressource que son ardent amour de l'humanité et sa parole évangélique, il entreprit sans hésiter le sauvetage de ces petits naufragés de la débauche.

Grâce à lui, l'Hôtel-Dieu de Paris recueillit quelques enfants, et l'œuvre qu'il commençait alors devait se personnifier plus tard dans cet hospice spécial qui resta pendant de si longues années l'asile et le père nourricier de ces enfants qui n'avaient point de paternité reconnue; asile où l'on entrait par ce tour si louangé des uns, si critiqué des autres, et qui excite encore en ce moment les convoitises de votre Commission.

Disons-le sans hésiter, Vincent de Paul s'était trompé. Aveuglé par le bien immédiat qu'il pouvait faire, il ne se doutait pas du mal dont il allait devenir la cause involontaire; il ignorait cette loi des économistes modernes qui enseigne, comme un axiome démontré, que la production est en raison directe de la facilité de l'écoulement du produit. Grâce à lui, l'enfant trouvé était devenu d'un débouché facile; on le portait au tour, et tout était dit. Aussi ne se priva-t-on pas d'en confectionner. D'après Necker, en 1784, on en comptait 40,000 rien que sur le marché français; ce n'était pas énorme.

En 1819, 99,346; 117,365 en 1825; enfin, en 1833, 129,699. Pour le coup, c'était de l'encombrement. Le Gouvernement d'alors, avec juste raison, en fut effrayé. On prit des mesures en 1834; et, dans les cinq années qui suivirent, 185 tours, avec hospices dépositaires, furent supprimés. Cette détermination eut pour effet de faire réfléchir les fabricants; ils bouclèrent leurs ceintures, et se mirent en grève. Le produit fléchit, et, depuis lors, il reste, avec de légères oscillations, aux environs du nombre de 85,634; ce qui est encore un chiffre agréable. Le prix de revient était énorme; il se soldait, suivant les années, par six, huit ou dix millions, avec centimes additionnels. Malgré tout cela, l'enfant trouvé réussissait médiocrement; il était de difficile venue. Le physique et le moral laissaient à désirer. Bien qu'il eût hospice à la ville, chaumière à la campagne, pour nourriture administrative le sein de la femme; bien qu'il fût soumis au régime de la vaccination hâtive, il arrivait rarement à la première dentition sans donner du déchet.

Ceux d'entre eux qui résistaient, qui parvenaient à se débarrasser tant bien que mal de l'étreinte des broussailles des premières années, pour la plupart battus de la tempête, apparaissaient plus tard, surnageant le flot social, à la manière de ces mousses impures, de ces scories sordides qu'on ne peut utiliser, et ce flot qu'ils souillaient et qui les repoussait, les déposait enfin aux Cours d'assises, aux pénitenciers, aux bagnes, à l'échafaud..... ces machines à épuration des sociétés qui se défendent.

Quand on eut bien constaté tout cela, l'œuvre de Vincent de Paul fut jugée. On se demanda si on ne pouvait pas faire mieux. Après des hésitations nombreuses, des recherches pénibles, on se décida à supprimer complètement le tour, qu'un lord anglais a défini : « La plus belle machine à démoralisation qu'on puisse inventer, » et que je qualifie : L'ossuaire physique et moral de l'enfant abandonné.

A deux ou trois exceptions près, le tour n'existe plus : il est remplacé par ce nouveau système d'assistance que vous connaissez tous, et dont je n'ai pas à vous expliquer le mécanisme. Ce système n'a pas réalisé, il faut bien le dire, tous les bienfaits qu'on en attendait. Comme par le passé, l'enfant meurt toujours. La mère, avec laquelle on voulait le réconcilier, reste indifférente et ne se moralise pas; le père, philosophe insouciant, habite toujours aux régions inconnues; toujours irresponsable, il n'épouse pas, il ne reconnaît pas. Ces choses-là sont sues de tout le monde, et votre Commission vient de vous les exposer une fois de plus.

Vous le voyez, Messieurs, le nourrisson, qu'il soit libre, qu'il soit assisté, est frappé de déchéance. Il meurt, parce que sa mère ne veut pas le nourrir; il s'éteint, parce qu'il naît malade; il disparaît enfin, parce que la société ne sait ni le faire vivre ni le protéger quand il est abandonné.

Contre une situation si tendue, que propose la Commission ? « Une nouvelle enquête avec l'élément médical en plus; » la réouverture des tours, s'il résultait de cette enquête que » le mode actuel d'assistance des filles-mères est essentielle- » ment funeste au développement et à la conservation de » l'espèce *(sic)*. » De quelle espèce veut-elle parler ? de l'espèce, sans doute, des enfants trouvés ou assistés ? Eh bien ! je suis désolé de le lui dire : cette espèce-là est une bien minime partie de l'espèce générale, et elle pourrait disparaître complètement sans que la vraie, la bonne espèce cessât de se conserver et de se développer.

J'insiste sur cette conclusion, parce qu'elle démontre bien le tempérament de la Commission, parce qu'elle indique, une fois de plus, que, regardant par le gros bout de la lorgnette, comme je l'ai dit plus haut, elle a confondu le nourrisson avec l'enfant assisté, et pris la partie pour le tout. Il n'est plus permis d'en douter. Son travail n'est que la critique du mode d'assistance préconisé par l'Administration. Celle-ci restera-t-elle dans la mauvaise voie? On pourrait le craindre, car ce n'est pas avec les conseils qu'on lui donne qu'elle en sortira. Exemple, la conclusion 3e : « Faire en sorte que le secours » accordé à la mère ne soit employé à aucun autre usage qu'à » l'allaitement de son enfant. » Ce qui signifie, sans doute, qu'il faut nommer à chaque fille assistée un curateur pour l'aider à administrer les 35 francs qui lui sont alloués par trimestre, et qu'elle a l'*infamie* de manger quand elle meurt de faim, et cela, dans le but louable qui poussait le malheureux Ugolin à dévorer ses enfants pour leur conserver un père.

Et cet autre encore (conclusion 5e) : « Rechercher les moyens de procurer à l'enfant une bonne nourrice. » M. Costes, dans une des dernières séances, a qualifié ce conseil d'un mot que j'ai oublié. Le moyen est simple cependant : il faut la bien payer; et comme on ne saurait trop se renseigner sur les qualités d'un objet dont le prix va sans cesse croissant, j'aurais voulu que la Commission nous donnât la définition de la bonne nourrice (s'il en existe) en dehors de la vraie mère. Peut-être, elle nous aurait fait connaître quelles sont les conditions d'un allaitement bien fait. Elle nous aurait fixés sur la qualité du lait, sur l'âge qu'il doit avoir; s'il convient de proportionner cet âge à celui de l'enfant; si une nourrice robuste est un choix heureux pour un enfant débile, etc., et bien d'autres choses qu'elle sait, qui pouvaient être utiles à quelques médecins, et que l'Administration aurait payées à prix d'argent, j'en suis certain.

A propos de cette question de la nourrice, j'ai entendu notre distingué confrère, M. Levieux, s'élever avec une indignation sentie contre cette tendance qu'aurait M. Devergie à considérer la nourrice comme une vendeuse, le *lait comme une marchandise,* et la famille comme un acheteur. Dans les idées qu'il nous a développées, le nourrissage est bien autre chose : c'est presque un sacerdoce. Je ne voudrais pas faire descendre la bonne nourrice du piédestal où on l'a placée; mais, pour mon compte, je me défierai toujours de ces prêtresses *butyreuses* qui commencent leur sacrifice lacté par mettre leur propre enfant à la portion congrue. Quant à la proposition qui termine la huitième conclusion, et où il est dit « que le médecin » inspecteur serait chargé des vaccinations, qui, sauf le cas » d'épidémie variolique, n'auraient lieu que dans le cours du » premier trimestre, » je suis convaincu qu'après les explications données dans la dernière séance, M. Le Barillier n'y tient plus beaucoup, et qu'il sera le premier à demander à ses collègues de la Commission de vouloir bien la retirer.

Je me résume. La Commission, qui avait pris pour sujet de son étude la mortalité des nourrissons, s'est surtout appesantie sur la mortalité qui frappe les enfants assistés.

Sur les dix conclusions qu'elle vous propose d'accepter, neuf sont relatives à cette catégorie d'enfants. Elle les a données comme la panacée qui doit les faire vivre, et toutes se résument dans la dernière, qui demande la réouverture du tour. C'est une erreur capitale que notre vote ne peut pas consacrer. Le tour est aujourd'hui jugé ; il ne donnera que ce qu'il a donné : une augmentation du produit, et ne préservera pas mieux l'enfant que le mode d'assistance aujourd'hui en vigueur. Pourquoi revenir au passé ? Il faut chercher mieux : la charité, la moralisation des classes malheureuses, l'instruction largement répandue, la propagation des sociétés protectrices de l'enfance, et surtout le développement de la crèche en ville et par quartiers, dont Paris a l'air de se trouver bien, où la mère vient elle-même allaiter plusieurs fois par jour son enfant, où elle sait qu'il est intelligemment soigné pendant qu'elle demande au travail le pain qui lui fait le lait dont elle l'abreuve à la fin de la journée. Voilà des cordes qu'il faudrait toucher.

La question est délicate, difficile ; je ne la crois même pas encore mûre : chercher à la trancher tout seul est une audace que je n'ai pas. Le mal est grand, personne n'en doute. Ce qui m'a manqué pour en bien faire sentir toute l'étendue, c'est cette éloquence entraînante du défenseur du Rapport. Je suis heureux de le déclarer ici : elle a été pour moi une véritable révélation. M'associant à ce qu'il a tenté, je suis prêt à m'écrier bien haut avec lui : L'enfant se meurt, l'enfant est mort ; mais aussi à lui dire tout bas : que ni la Commission, ni moi, n'avons encore trouvé le moyen d'empêcher que cela soit.

Je proposerai donc à la Société de voter le renvoi des conclusions à la Commission. Aidée du Bureau, elle les modifiera ou en présentera de nouvelles.

Bordeaux. — Imp. G. Gounouilhou, rue Guiraude, 11.